Made in the USA
Las Vegas, NV
21 April 2023

70933143R00070